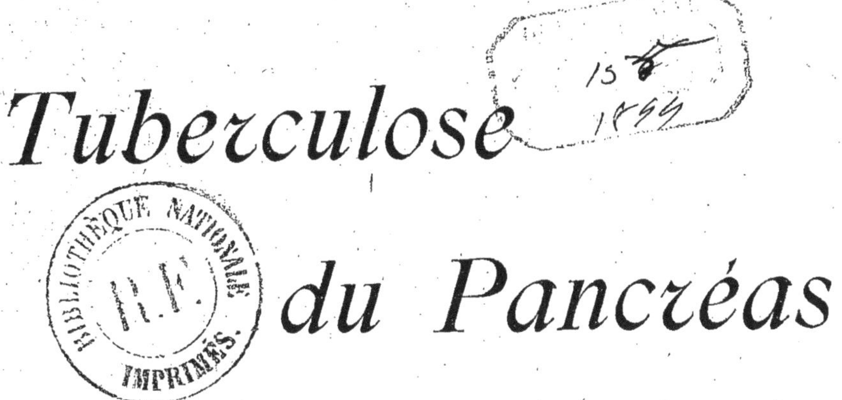

Tuberculose du Pancréas

PAR

Le Dr J. LOHÉAC

DE L'UNIVERSITÉ DE PARIS
ANCIEN INTERNE DES HOPITAUX DE LILLE
LAURÉAT DE L'INTERNAT (1897)
LAURÉAT DE LA FACULTÉ LIBRE DE MÉDECINE (1895-96-97)
MEMBRE DE LA SOCIÉTÉ ANATOMO-CLINIQUE DE LILLE

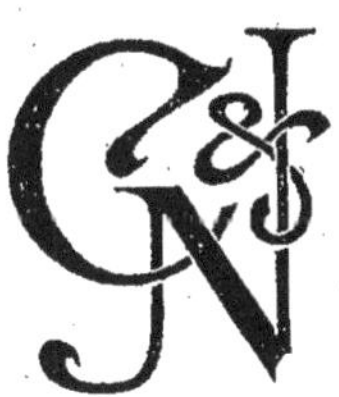

PARIS

GEORGES CARRÉ ET C. NAUD, ÉDITEURS

3, RUE RACINE, 3

1899

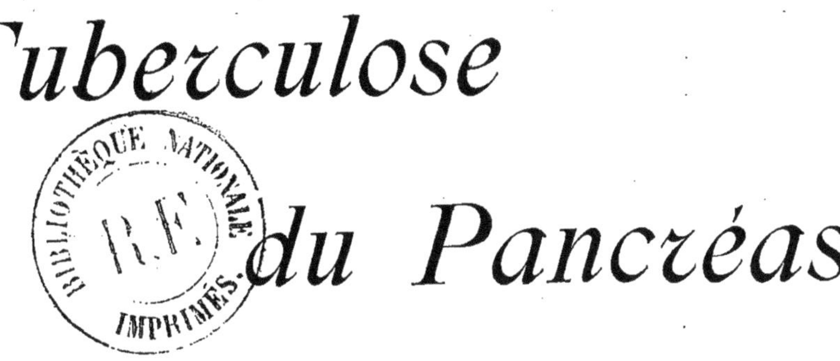

Tuberculose du Pancréas

PAR

Le Dr J. LOHÉAC

DE L'UNIVERSITÉ DE PARIS
ANCIEN INTERNE DES HOPITAUX DE LILLE
LAURÉAT DE L'INTERNAT (1897)
LAURÉAT DE LA FACULTÉ LIBRE DE MÉDECINE (1895-96-97)
MEMBRE DE LA SOCIÉTÉ ANATOMO-CLINIQUE DE LILLE

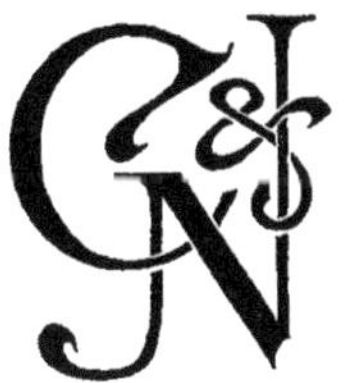

PARIS

GEORGES CARRÉ ET C. NAUD, ÉDITEURS

3, RUE RACINE, 3

—

1899

A LA MÉMOIRE VÉNÉRÉE DE MON PÈRE

A MES PARENTS

A MES AMIS

A M. LE DOCTEUR DURET

PROFESSEUR DE CLINIQUE CHIRURGICALE A LA FACULTÉ LIBRE
DE MÉDECINE DE LILLE
ANCIEN CHIRURGIEN DES HOPITAUX DE PARIS
MEMBRE CORRESPONDANT DE LA SOCIÉTÉ DE CHIRURGIE

A M. LE DOCTEUR DESPLATS

PROFESSEUR DE CLINIQUE MÉDICALE A LA FACULTÉ LIBRE
DE MÉDECINE DE LILLE

A TOUS MES AUTRES MAITRES

DE LA FACULTÉ LIBRE DE MÉDECINE DE LILLE

A MES MAITRES

DANS LES HOPITAUX DE PARIS

A M. LE PROFESSEUR HUTINEL

PROFESSEUR DE PATHOLOGIE MÉDICALE A LA FACULTÉ DE MÉDECINE DE PARIS
MÉDECIN DE L'HOSPICE DES ENFANTS-ASSISTÉS
CHEVALIER DE LA LÉGION D'HONNEUR

INTRODUCTION

Pendant notre internat, à l'hôpital de la Charité, à Lille, nous avons eu, deux fois, l'occasion d'observer, au cours d'autopsies, des cavernes tuberculeuses du pancréas.

En parcourant la littérature médicale, à ce sujet, nous fûmes surpris de voir combien les altérations tuberculeuses de cet organe avaient été peu étudiées jusqu'à ce jour; dans les différents recueils scientifiques, c'est à peine si on rencontre quelques faits isolés, dont la plupart sont déjà fort anciens, et à propos desquels est ébauchée une description très incomplète de la tuberculose pancréatique.

Ajoutant nos deux observations personnelles à celles que la science possède déjà, il nous a semblé intéressant de faire, de l'étude d'ensemble de la tuberculose du pancréas, l'objet de notre thèse inaugurale et d'exposer, dans ses grandes lignes, ce chapitre peu connu de l'infection tuberculeuse.

Notre travail comprend quatre parties. Après avoir rappelé brièvement l'historique, nous exposons, dans le chapitre II, les résultats si intéressants de l'étude expérimentale. Le chapitre III est consacré à l'anatomie pathologique; nous insisterons particulièrement sur les lésions si diverses que peut présenter le pancréas tuberculeux. Enfin dans le chapitre IV le plus important, se trouve l'étude clinique de la tuberculose du pancréas.

Arrivé au terme de nos études, qu'il nous soit permis d'exprimer toute notre reconnaissance à nos maîtres de la Faculté libre de médecine de Lille qui nous initièrent avec tant de compétence à l'art de guérir et nous donnèrent, pendant notre séjour à Lille, de nombreuses marques de bienveillance.

Notre excellent maître, M. le Pr Duret, a un droit tout particulier à notre gratitude. Nous lui devons la majeure partie de notre enseignement chirurgical, des leçons et des exemples inappréciables, dans tout le cours de nos études et surtout de notre internat.

M. le Pr Desplats, pendant le temps trop court qu'il nous a été donné de passer dans son service, a su nous faire largement profiter de sa grande expérience de la clinique. Les conseils éclairés qu'il nous a si souvent prodigués nous seront d'un précieux secours dans notre pratique. Nous ne saurions trop l'en remercier.

Nous devons aussi un souvenir particulier à MM. Augier, Bouchaud et Derville, qui nous ont accueilli avec tant de bienveillance soit à l'hôpital des Enfants-Malades, soit aux Dispensaires des maladies nerveuses et cutanées, où, pendant trois années, nous avons pu profiter de leur savant enseignement.

M. le Pr Hutinel a bien voulu accepter la présidence de notre thèse. Nous apprécions hautement le grand honneur qu'il nous fait et nous le prions d'agréer l'expression de notre respectueuse reconnaissance.

CHAPITRE PREMIER

HISTORIQUE

La tuberculose du pancréas a été étudiée pour la première fois par Harles qui en observa deux cas et publia, à cette occasion, un mémoire important sur la phtisie pancréatique qu'il distingue de l'état de cachexie qu'entraînent les squirrhes et les abcès de la glande.

Avant lui, sans parler de faits douteux rapportés dans le *Sepulchretum* de Bonnet, la Bibliotheca anatomica de Lieutaud, ou même dans les Lettres de Morgagni (epist. 68, § 12), les altérations tuberculeuses du pancréas avaient déjà été mentionnées par les auteurs de la fin du siècle dernier : Varnier, en 1755, cite l'observation d'une femme tuberculeuse, morte à la suite d'accidents consécutifs à la lithiase biliaire, chez laquelle « le pancréas et le mésentère étaient pleins de glandes scrofuleuses » ; de même Glatigny, deux ans plus tard, dans le Recueil périodique de Vaudermonde, rapporte qu'au cours d'une autopsie de tuberculeux, il trouva « le ventricule, le pancréas et les intestins farcis dans plusieurs endroits de grains scrofuleux cruds ou suppurés. »

A ces faits, Mondière en 1836, dans son travail sur

les maladies du pancréas, en ajoute plusieurs autres : un qui appartient à Nasse, de Bonn, un second de Bouillaud, et deux de Métivier.

En 1846, Aran publie, dans les *Archives générales de Médecine*, une observation d'abcès tuberculeux du pancréas avec pigmentation anormale de la peau.

Depuis lors, Sandras (1848), Barlow (1875), Morache (1881), Arnozan, dans le Dictionnaire encyclopédique et Pallier dans sa thèse rapportent chacun une observation personnelle de tuberculose pancréatique.

Mais toutes ces observations restaient à l'état de faits isolés ; il n'avait paru, pour ainsi dire, aucun travail d'ensemble sur la question.

Kudrewetzki, en 1891, publia un mémoire important sur la tuberculose du pancréas. Pour cet auteur, la rareté de cette affection serait plus apparente que réelle, l'examen méthodique du pancréas, chez les tuberculeux étant trop souvent négligé.

Dans une série de publications en 1897 et 1898 Carnot fait connaître les résultats de ses remarquables expériences sur la pathogénie des pancréatites, précisant et étendant, dans une large mesure, les notions confuses que l'on possédait jusque-là sur la tuberculose du pancréas. De ces expériences ressortent, à l'évidence, l'extrême difficulté que l'on éprouve à reproduire dans le pancréas des lésions tuberculeuses nettement spécifiques et aussi la constance de l'organisation scléreuse, à un degré souvent intense. C'est à Carnot que l'on doit, donc, d'avoir démontré, pour le pancréas, ce que les travaux de Hébrard, Hanot et Gilbert avaient déjà prouvé pour le foie, à savoir que la tuberculose est capable non seulement de produire des lésions spécifiques, des tubercules, mais aussi, en tant qu'infection générale, d'amener la sclérose de l'organe.

Cependant Lancereaux, dans le chapitre de son Traité des maladies du foie et du pancréas qu'il consacre à la tuberculose de la glande, ne semble pas admettre l'existence de cette sclérose tuberculeuse. Pour lui, la spécificité de la cause entraîne la spécificité des lésions ; aussi, sans nier l'existence fréquente de la sclérose pancréatique chez les tuberculeux, il serait plutôt porté à croire qu'elle relève d'une autre cause concomitante.

CHAPITRE II

ÉTUDE EXPÉRIMENTALE

Carnot, au cours de ses recherches sur la pathogénie des pancréatites, essaya d'obtenir expérimentalement des lésions tuberculeuses de l'organe. A cet effet, il fit, sur des chiens, avec des cultures de bacille de Koch, de provenance et de virulence différentes, une série d'inoculations soit intra-parenchymateuses, soit canaliculaires, au niveau du pancréas.

De ces expériences, l'auteur n'en retient que sept qui donnent nettement l'évolution des lésions, les chiens ayant été sacrifiés successivement aux 7e, 19e, 25e, 41e, 53e, 75e, 83e jours.

Or, dans aucun de ces cas, Carnot n'a pu obtenir d'élément spécifique, ni cellule géante, ni granulation tuberculeuse nette ; dans tous les cas, au contraire, il y a eu production rapide de sclérose plus ou moins étendue, le plus souvent très accentuée.

Une seule fois, avec une dose énorme de culture tuberculeuse très virulente, l'auteur a pu produire un abcès tuberculeux.

Voici comment Carnot résume ses expériences :

« Avec un bacille de Koch virulent, la glande passe les premières semaines à réagir contre lui ; le tissu de sclérose n'est pas organisé. Au bout de 7 jours, on voit encore des bacilles dans la glande, les coupes sont remplies de leucocytes ; la virulence des bacilles est faible, puisque, inoculé à un cobaye, le pancréas du chien ne lui donne qu'une tuberculose locale, qu'un chancre d'inoculation, sans généralisation à aucun organe au bout d'un mois et demi.

Si l'on attend davantage, la *virulence des bacilles diminue encore* ; puis ceux-ci *disparaissent* sans que l'on puisse en retrouver un seul sur les coupes ; à ce moment, le tissu conjonctif s'organise à la place auparavant occupée par les leucocytes...

Avec un bacille de Koch peu virulent, on obtient d'emblée de la sclérose péri-canaliculaire, péri-artérielle et aussi péri-cellulaire...

La tuberculine produit le même effet. »

Le résultat expérimental des infections tuberculeuses du pancréas est donc, en règle générale, l'atténuation de la virulence des bacilles, puis leur disparition et enfin la production constante de sclérose.

La tuberculose du pancréas, pour Carnot, est le plus souvent représentée par une sclérose plus ou moins étendue, nullement spécifique.

L'expérimentation concorde parfaitement avec la clinique ; en effet, à côté de cas rares d'abcès tuberculeux et de vrais tubercules, nous ne trouvons le plus souvent à l'autopsie des tuberculeux qu'une induration scléreuse du pancréas, bien connue des anciens auteurs.

De tout cela, il ressort que le pancréas présente, à l'égard du bacille de Koch, une résistance toute spéciale. Comme nous venons de le voir, au bout de quelques jours de présence dans le pancréas, les bacilles perdent d'abord une grande partie de leur virulence, puis disparaissent complètement, au point qu'un examen minutieux ne peut en déceler aucun, ni dans le pus, ni au niveau des coupes. L'attention des expérimentateurs n'a peut-être point suffisamment été attirée sur ce fait ; il serait intéressant de faire, pour le suc pancréatique, ce qui a été fait pour la bile, et d'étudier quelle est son action sur le développement du bacille de Koch, les produits d'élaboration du pancréas n'étant, sans doute, pas étrangers à cette atténuation de la virulence des bacilles et à ces modifications de leurs caractères biologiques.

CHAPITRE III

ANATOMIE PATHOLOGIQUE

L'infection tuberculeuse produit, au niveau du pancréas, comme dans tous les autres organes, deux sortes de lésions bien distinctes :

Les unes sont des lésions spécifiques, histologiquement tuberculeuses, dues à une action directe et immédiate du bacille de Kock sur les éléments cellulaires. Ce sont des pancréatites bacillaires, ou pancréatites tuberculeuses vraies.

Les secondes, de beaucoup les plus fréquentes, sont constituées par des lésions parenchymateuses et interstitielles, histologiquement non spécifiques et dues, non plus au bacille lui-même, mais à ses toxines et produits d'élaboration, — lésions vulgaires qui ne se différencient en rien des lésions produites par tout autre agent du même ordre. Ce sont des pancréatites par tuberculine. Adoptant la dénomination de Dieulafoy à l'égard des néphrites de même nature, nous les appellerons pancréatites para-tuberculeuses.

La tuberculose du pancréas se présente, à l'examen sous deux formes qui peuvent, du reste, se combiner.

Le plus souvent, il existe, disséminées dans toute

l'épaisseur du parenchyme, des granulations tuberculeuses, grisâtres ou jaunâtres, miliaires ou fusiformes, parfois plus abondantes an niveau de la tête de l'organe. C'est la forme *infiltrée* ou granuleuse (Lancereaux). A la coupe, on voit des nodules de volume variable, de consistance et d'aspect différents suivant leur état de caséification, encerclés d'une zone de sclérose; en outre, à la surface de la coupe, se dessinent des travées nacrées, résistantes de tissu fibreux, circonscrivant des îlots de parenchyme plus ou moins altéré.

Le pancréas, dans cette forme, est souvent augmenté de volume; dans d'autres cas, il est atrophié.

Cette tuberculose infiltrée du pancréas reconnaît comme origine une infection par les vaisseaux; elle est le résultat d'une généralisation bacillaire par voie sanguine, le foyer primitif siégeant en un point quelconque de l'économie.

La seconde forme, tuberculose massive ou *caverneuse* (Lancereaux), est due à une infection par voie canaliculaire. Beaucoup plus rare que la précédente, elle n'était jusqu'ici représentée que par un très petit nombre de faits auxquels nous venons ajouter nos deux observations personnelles.

Ces cavernes sont peu nombreuses; dans le plus grand nombre de cas, elles étaient même uniques. Leurs dimensions sont naturellement très variables; généralement, elles atteignent le volume d'une noisette. Leurs parois sont anfractueuses, irrégulières, tapissées de nodules tuberculeux; elles contiennent un pus sanieux, tenant en suspension des débris sphacelés de parenchyme.

Il est à remarquer que ces cavernes siègent généralement au voisinage des canaux excréteurs, avec lesquels elles communiquent, dans certains cas, par un orifice plus ou moins large.

En outre, elles sont situées le plus souvent dans le plan antérieur du pancréas, séparées de la surface extérieure de l'organe par une mince couche de parenchyme. A leur niveau, il se produit alors de la péritonite localisée qui aboutit à la formation d'adhérences entre le pancréas et les organes voisins, particulièrement la face postérieure de l'estomac. Cette péritonite partielle n'est sans doute pas étrangère à la douleur qu'éprouvent les malades atteints de telles lésions.

Au voisinage du pancréas, existent habituellement de nombreux ganglions lymphatiques, tantôt hypertrophiés, mollasses, plus ou moins caséeux, tantôt durs, scléreux et en partie atrophiés. Klebs prétend que, parfois, au sein même du parenchyme de la glande, il a rencontré quelques petits ganglions. On conçoit que les altérations tuberculeuses de ces ganglions puissent très facilement être considérées comme des lésions mêmes du parenchyme et que, dans les cas difficiles, il est besoin d'une dissection très minutieuse pour éviter l'erreur.

Aux altérations tuberculeuses spécifiques que nous venons de décrire, viennent s'ajouter des lésions parenchymateuses et interstitielles qui représentent le mode de réaction habituelle du pancréas vis-à-vis de l'infection tuberculeuse.

Du côté de l'élément glandulaire, l'action des toxines se traduit d'abord par une suractivité fonctionnelle ; en outre, on constate qu'un certain nombre de cellules s'est essayé à une prolifération incomplète, aboutissant à la formation de cellules glandulaires énormes, à multiples noyaux, puis, rapidement, les éléments nobles subissent les dégénérescences granulo-graisseuse, vascuolaire ou vitreuse et disparaissent en grande partie ». (Carnot.)

En même temps, apparaissent des lésions de sclérose, généralement modérées, et qui souvent existent seules à l'exclusion des néo-formations spécifiques.

Cette sclérose peut être hypertrophique (cas de Morache) ; elle coïncide fréquemment, dans ce cas, avec un certain degré de dégénérescence graisseuse.

Dans la plupart des cas, elle est atrophique, réduisant parfois le pancréas à une mince languette de tissu fibreux, où il n'existe pour ainsi dire plus trace de parenchyme glandulaire.

A l'examen macroscopique, cette sclérose se manifeste, surtout après durcissement dans l'alcool, par des travées nacrées, plus ou moins épaisses, résistantes, entrecroisées sous des angles variables ; de ces travées principales partent des rameaux secondaires qui subdivisent les premiers îlots en segments plus petits. Les canaux excréteurs restent béants à la coupe.

L'aspect extérieur de l'organe varie suivant la quantité de glande saine conservée et la disposition péri-lobulaire, ou diffuse de ces travées. Quand les lésions de sclérose sont surtout péri-lobulaires, la surface de la glande est labourée de sillons profonds et présente des bosselures multiples ; c'est une forme de cirrhose tuberculeuse du pancréas, qui est l'analogue du foie ficelé des tuberculeux. Si la sclérose est diffuse d'emblée, la glande est uniformément atrophiée.

Au microscope, on constate le plus souvent, que cette sclérose ne fait qu'accentuer la disposition normale du tissu conjonctif autour des vaisseaux, autour des canaux et aussi des lobules.

Elle peut se limiter à une partie de l'organe, principalement la tête ; généralement, il envahit la totalité du pancréas.

Selon que l'infection s'est faite par le système sanguin, ou par voie ascendante, les lésions, au moins au début, sont plus accentuées autour des vaisseaux (sclérose périartérielle), ou autour des canaux excréteurs (sclérose péri-canaliculaire).

Assez fréquemment, la sclérose débute au niveau des fentes inter-lobulaires (sclérose inter-lobulaire) ; parfois, elle se ramifie jusqu'entre les acini, épaississant la trame conjonctive normale qui entoure ceux-ci (sclérose antiacineuse) ; dans d'autres cas, enfin, où elle est diffuse d'emblée, elle pénètre les acini et devient péri-cellulaire (sclérose intra-acineuse).

Nous devons ajouter que, dans certains cas même où la glande paraît normale, le microscope y décèle l'existence de travées péri-lobulaires et péri-acineuses assez considérables.

Le développement de ces lésions de sclérose est progressif ; elles constituent la réaction habituelle de la glande contre l'infection et indiquent un processus de guérison, non pas qu'elles déterminent la victoire mais parce qu'elles ne peuvent s'organiser qu'après la fin de la lutte (Carnot).

Le processus pathogénique de cette sclérose a bien été étudié par Carnot.

Dans le plus grand nombre des faits, quand la sclérose succède à un état inflammatoire aigu, il y a d'abord hyperleucocytose, augmentation du nombre des cellules conjonctives et formation de plus en plus abondante de fibres conjonctives. Bientôt les cellules conjonctives disparaissent ; les fibres persistent seules, entourant acini et lobules.

Dans un autre processus, les fibres conjonctives se développent spontanément, sans hyperleucocytose, ni prolifération de cellules conjonctives. Les fibrilles augmentent de nombre autour des vaisseaux, des canaux, des lobules et des acini, produisant une sclérose diffuse d'emblée.

Aux lésions de sclérose, nous devons ajouter la dégénérescence graisseuse, observée, il est vrai, beaucoup plus rarement et à un degré moins accusé. Il est, néanmoins, intéressant de signaler, dans le pancréas tuberculeux, la coexistence de ces deux altérations, si bien étudiée, dans le foie tuberculeux, par M. le Pr Hutinel.

CHAPITRE IV

ÉTUDE CLINIQUE

Au cours de l'étude clinique de la tuberculose pancréatique, nous étudierons successivement son étiologie, sa fréquence ; puis nous insisterons particulièrement sur les divers symptômes qui révèlent au clinicien l'infection tuberculeuse de la glande ; enfin, nous terminerons par l'évolution et le diagnostic de l'affection.

Nous nous permettons de faire observer ici que, dans tout ce chapitre, nous aurons surtout en vue l'étude des pancréatites bacillaires ou tuberculeuses vraies, les pancréatites scléreuses para-tuberculeuses ne donnant lieu la plupart du temps, en clinique, qu'à une traduction symptomatique très effacée.

§ I. — Etiologie. — Fréquence.

Les causes de la tuberculose pancréatique sont celles de la tuberculose en général.

Très rarement primitive, elle apparaît, dans la très grande majorité des cas, chez des malades, porteurs déjà de lésions tuberculeuses du poumon, de l'intestin, du péritoine ou des ganglions mésentériques. Dans les cas de tuberculose miliaire aiguë, on peut parfois observer des granulations tuberculeuses au niveau du pancréas, mais on conçoit que la localisation pancréatique de l'infection bacillaire ne soit qu'un épiphénomène sans importance clinique.

Deux grandes voies sont ouvertes au bacille de Kock pour atteindre le pancréas : la voie circulatoire, la voie canaliculaire. On pourrait en ajouter une troisième, moins importante, la propagation de proche en proche d'une tuberculose d'un organe voisin.

La voie artérielle est, sans doute, la plus fréquente. Les bacilles, charriés, sous l'influence d'une cause quelconque, dans la circulation générale, pénètrent au sein du pancréas et s'y arrêtent. Que la résistance habituelle de la glande vis-à-vis des bacilles de Kock soit amoindrie, ceux-ci se fixant directement sur les éléments cellulaires produiront des granulations spécifiques, des tubercules. Le plus souvent, dans ce cas, les lésions tuberculeuses sont nombreuses, disséminées dans toute l'étendue du parenchyme : c'est la tuberculose infiltrée (Lancereaux).

Il est à remarquer que le pancréas, ne possédant pas de veine porte spéciale en rapport avec les intestins, comme le foie, échappe, de ce fait, à l'infection bacillaire par le système veineux.

Dans d'autres cas, l'infection se fait par la voie canaliculaire : les bacilles, contenus dans le milieu intestinal, envahissent alors le pancréas par ses canaux excréteurs et produisent, le plus souvent au voisinage de ceux-ci, des lésions tuberculeuses localisées, aboutissant à la nécrose et à la formation de cavernes. C'est la tuberculose massive ou caverneuse de Lancereaux.

Il est facile de comprendre, d'après ces données, pourquoi, dans le premier cas, les lésions seront toujours primitivement péri-artérielles, alors que, dans le second mode d'infection, elles seront, au contraire, péri-canaliculaires, au moins au début, car la netteté anatomique du point de départ se perd rapidement.

Un dernier mode d'infection paraît être la propagation d'une tuberculose de voisinage, en particulier des ganglions mésentériques et prévertébraux. Elle se ferait alors principalement par voie lymphatique.

D'après Klebs, il existerait, du reste, dans certains cas, au sein même du parenchyme de l'organe, quelques petits ganglions lymphatiques.

On conçoit ainsi combien il est difficile de distinguer, à l'examen, ces masses tuberculeuses ganglionnaires, des altérations même du parenchyme.

Klippel cite, entre autres, un cas où le pancréas était entouré d'un amas de ganglions tuberculeux ramollis ou crétacés, à tel point que, sans une dissection très attentive, on eût cru à une tuberculose de la glande.

De même, dans le cas de Sendler que nous rapportons plus loin. Le pancréas, enlevé par laparotomie, présentait au niveau de la tête une tumeur ramollie qui n'était autre qu'un lymphome tuberculeux.

Tous les auteurs s'accordent à reconnaître la fréquence et pour ainsi dire même la constance des lésions de sclérose, au niveau du pancréas, chez les tuberculeux. Les anciens auteurs, particulièrement Ancelet, avaient déjà signalé et étudié le pancréas squirrheux des phtisiques. Cet accord n'existe plus quand il s'agit de déterminer la fréquence des lésions tuberculeuses spécifiques de l'organe.

Les uns les considèrent comme relativement communes et pensent que la rareté des observations publiées jusqu'à ce jour tient à ce que trop souvent on néglige l'examen systématique du pancréas.

Lombard, de Genève, donne une proportion de la tuberculose pancréatique sur 100 cas de tuberculose infantile.

Kudrewetzki aurait trouvé 15 fois le pancréas atteint dans 128 cas de tuberculose, l'organe participant 6 fois à une tuberculose miliaire aiguë, 7 fois à une tuberculose chronique et 2 fois à une tuberculose de voisinage.

Tout récemment, Otto (de Hambourg) admet la fréquence de la tuberculose du pancréas, surtout au cours des tuberculoses miliaires aiguës ; c'est ainsi que l'auteur aurait rencontré des lésions tuberculeuses de la glande 2 fois chez 5 adultes et 3 fois chez 3 enfants ayant succombé à une tuberculose miliaire. Il ajoute qu'une seule fois seulement le pancréas présentait des lésions appréciables à l'œil nu. L'examen histologique a montré soit la présence de tubercules miliaires avec cellules géantes, soit l'existence de foyers caséeux dans le parenchyme ou dans le tissu interstitiel ; dans toutes ces lésions existaient de nombreux bacilles de Kock.

A l'appui de cette opinion, Simmonds rapporte également qu'il a trouvé assez fréquemment des tubercules dans le pancréas : mais qu'ils n'ont pu être reconnus qu'à l'examen microscopique.

Il semble donc que la tuberculose pancréatique n'est pas aussi rare qu'on l'admettait jusqu'ici. Sans doute, un examen méthodique de l'organe permettra de déceler des lésions qui eussent pu facilement rester inaperçues.

Néanmoins, avec la majorité des auteurs, nous persistons à croire que la tuberculose pancréatique est une localisation peu commune de l'infection tuberculeuse. Cette rareté semble, du reste, expliquée et confirmée par les résultats de l'étude expérimentale.

§ II. — Symptômes.

La tuberculose pancréatique ne se manifeste cliniquement que quand les lésions ont déjà atteint un certain degré de développement.

D'une façon générale, on peut observer tous les symptômes de l'insuffisance pancréatique, bien connue aujourd'hui, à la suite des travaux de Lancereaux et de ses élèves : *troubles de la digestion et de l'assimilation,* constituant le syndrome de la dyspepsie pancréatique entrevue par Corvisart et décrite par G. Sée ; — *troubles de l'évolution de la glycose dans l'organisme ;* — et aussi symptômes se rattachant à l'*irritation ou à la compression des plexus nerveux* du voisinage : douleurs, mélanodermie.

Nous passerons en revue ces divers symptômes en insistant sur ceux que l'on rencontre, le plus fréquemment, en clinique.

Il existe souvent un *dégoût* prononcé pour certains aliments, les corps gras en particulier. Dans d'autres cas, l'appétit est conservé jusqu'à la fin et semble même exagéré.

Les *vomissements*, au moins à une certaine période de la maladie, sont la règle et présentent quelques caractères un peu spéciaux. Ils se produisent, sans efforts, comme une sorte de régurgitation, quelques heures après les repas, précédés seulement d'une sensation de malaise, de pesanteur à l'estomac. Les matières rendues sont glaireuses, filantes et, dans certains cas, peuvent même contenir de la graisse.

Le *météorisme* intestinal est habituel.

Le *ptyalisme* a été signalé par les anciens auteurs qui lui accordaient une grande importance au point de vue du diagnostic.

Un des symptômes pour ainsi dire constants de la tuberculose pancréatique nous semble être la *diarrhée*, diarrhée séreuse, colliquative, qui contribue puissamment à produire la dénutrition rapide du malade. La coexistence habituelle dans ces cas de lésions ulcéreuses de l'intestin, enlève malheureusement à ce symptôme une grande partie de sa valeur au point de vue du diagnostic. Cependant, cette diarrhée peut revêtir, du fait de l'insuffisance pancréatique, un caractère spécial qui devra être recherché avec soin dans les cas douteux ; nous voulons parler des selles graisseuses de la *stéarrhée*. La graisse, dans les selles, tantôt forme de petits amas arrondis, d'aspect onctueux, tantôt surnage comme une couche d'huile à leur surface, ou enfin se trouve figée autour des matières fécales durcies. On reconnaît d'une façon certaine l'existence de cette stéarrhée par le procédé de Bonnamy : Les matières fécales sont traitées par l'éther qui dissout les graisses : un papier trempé dans l'éther ayant servi à l'extraction reste transparent : en outre, après décantation, on recueille la graisse qu'on peut examiner et reconnaître au microscope.

La stéarrhée, comme les vomissements graisseux, comme la lipurie, rarement observée, traduit le trouble apporté dans la digestion et l'élaboration des graisses par suite de l'insuffisance pancréatique. Cependant, Clark, Ancelet, Friedreich ayant constaté la persistance de la stéarrhée, malgré l'absence totale de graisses dans l'alimentation, admettent qu'elle peut aussi provenir de la désassimilation des tissus de l'organisme.

La *glycosurie* se rencontre rarement, en clinique, dans les cas de tuberculose du pancréas ; il est vrai que, le plus souvent, elle n'a pas été systématiquement recherchée. Dans les expériences de Carnot, la glycosurie a présenté plusieurs modalités : tantôt elle était minime et fugace, tantôt elle était habituelle, abondante, atteignant, chez un sujet, jusqu'à 69 grammes par litre (expér. 66). Dans d'autres cas, elle a manqué complètement. — Quoi qu'il en soit, c'est un symptôme qui devra être recherché avec soin, toutes les fois que l'on soupçonnera une lésion du pancréas, chez les tuberculeux.

Tous ces troubles digestifs, en même temps que la glycosurie, quand elle existe, joints à l'action générale sur l'organisme des toxines tuberculoses amènent rapidement, chez les malades porteurs de lésions pancréatiques, un *amaigrissement* qui surpasse ce qu'on observe dans toute autre espèce de maladie. C'est vraiment une maigreur squelettique : le malade, s'il nous est permis d'employer une expression un peu commune, mais qui répond bien à la réalité, a « la peau collée sur les os ».

La *douleur* ne manque pour ainsi dire jamais ; c'est même celle qui, souvent par son acuité, son intensité, domine la scène et attire l'attention. Elle reconnaît pour cause habituelle l'irritation, la compression des branches nerveuses du plexus solaire soit par les ganglions voisins du pancréas, soit par des accidents de péritonite localisée. Intermittente, sourde, vague, au début, elle devient bientôt continue, permanente, avec accès paroxystiques qui arrachent parfois des cris aux malheureux malades.

Elle siège au niveau de l'épigastre, le plus souvent à gauche ; de là, elle s'irradie dans les lombes ou même jusque dans les membres inférieurs. Généralement, elle correspond à un point douloureux dorsal, au niveau de la 1re lombaire, rappelant de tous points la douleur en broche de l'ulcère de l'estomac. La pression l'exagère ; il en est de même des mouvements du corps et des contractions des muscles abdominaux. Le malade prend alors, dans son lit, une attitude toute spéciale : couché sur le côté gauche, immobile, n'osant se déplacer, il se tient, le tronc incurvé, les membres inférieurs fléchis sur le bassin, dans l'attitude dite « en chien de fusil ».

Dans certains cas, l'ingestion des aliments provoque un redoublement des paroxysmes douloureux.

L'irritation des branches nerveuses du plexus solaire peut amener une pigmentation anormale des téguments, une *mélanodermie*, comparable, en particulier dans la célèbre observation d'Aran, à celle que l'on constate chez les addisonniens. Le plus souvent, il n'existe qu'une pigmentation beaucoup moins accusée, une teinte bistrée qui, jointe à l'émaciation extrême de ces malades, leur donne un aspect bien particulier.

Tels sont les symptômes fonctionnels que l'on observe, dans les cas où l'infection bacillaire a touché le pancréas. Il ne nous reste à signaler, pour achever le tableau clinique de la tuberculose pancréatique, que l'*augmentation de volume* de l'organe, quand celui-ci est hypertrophié.

Chez la malade qui fait l'objet de notre observation I, nous avons parfaitement senti, au niveau de l'épigastre, sous le rebord du foie, une masse dure, allongée dans le sens transversal, qui n'était autre que la tête du pancréas hypertrophiée.

Nous devons ajouter qu'en raison même de la coexistence habituelle des lésions du même ordre, au niveau de l'intestin ou du péritoine, le tableau clinique de la tuberculose pancréatique devient très complexe et il est difficile de faire exactement la part qui incombe aux lésions propres du pancréas.

Les pancréatites scléreuses ou para-tuberculeuses, comme nous les avons appelées, peuvent aussi, dans les cas où la sclérose est étendue au point de faire disparaître presque entièrement le parenchyme glandulaire, donner lieu au syndrome de l'insuffisance pancréatique : stéarrhée, amaigrissement et surtout glycosurie. Le plus souvent, elles ne donnent lieu, en clinique, qu'à une traduction symptomatique si effacée qu'elles passent inaperçues.

§ III. — Évolution. — Pronostic.

La tuberculose du pancréas, sans parler des cas de granulie où la localisation pancréatique n'est qu'un épiphénomène, est essentiellement chronique ; les lésions toujours si accentuées de sclérose favorisent encore la lenteur de son évolution. Elle ne paraît pas offrir de poussées aiguës.

Rarement elle doit être cause de la mort, celle-ci est le plus souvent le résultat des localisations pulmonaires, intestinales ou péritonéales concomitantes de l'infection tuberculeuse.

L'apparition chez un phtisique des symptômes révélateurs d'une lésion pancréatique doit assombrir le pronostic ; par les troubles digestifs qu'elle amène à sa suite, par la glycosurie et aussi par les douleurs atroces qu'elle cause, la tuberculose du pancréas produit chez ces malades déjà amoindris par l'infection générale, une dénutrition extrêmement rapide et hâte considérablement la terminaison fatale.

§ IV. — Diagnostic.

Le diagnostic de la tuberculose du pancréas sera toujours très difficile pour plusieurs raisons :

1° Il est exceptionnel que le pancréas soit primitivement et isolément atteint par l'infection bacillaire. Dans la très grande majorité des cas, existent en même temps des lésions tuberculeuses du poumon, de l'intestin et du péritoine. De là, un tableau symptomatique d'une complexité telle qu'il sera toujours difficile de faire exactement la part qui incombe à chaque organe ;

2° Les signes d'insuffisance pancréatique sur lesquels pourrait s'appuyer le diagnostic n'apparaissent le plus souvent, dans toute leur netteté, que dans les cas de destruction totale de la glande.

Si dans la plupart des cas, il sera presque impossible d'affirmer le diagnostic de tuberculose du pancréas, certains symptômes, survenant au cours d'une tuberculose pulmonaire ou intestinale, devront attirer l'attention vers une localisation pancréatique de l'infection tuberculeuse. Ce sont surtout : la douleur, l'amaigrissement excessif et rapide, la glycosurie, la mélanodermie.

La douleur, au cours des affections du pancréas, de la tuberculose en particulier, présente des caractères bien spéciaux sur lesquels nous avons insisté plus haut. Siégeant à l'épigastre, avec point douloureux dorsal, s'irradiant aux lombes et parfois aux membres inférieurs, elle est continue avec accès paroxystiques. La pression et les mouvements du corps l'exagèrent. Une telle douleur ne pourrait guère être confondue qu'avec celle de l'ulcère de l'estomac. Chez les tuberculeux, il est vrai, on peut trouver, outre l'ulcère ordinaire, des ulcérations spécifiques de l'estomac. Notre observation II en est un bel exemple. Dans ce cas, outre la douleur avec les caractères indiqués ci-dessous, apparaîtront des hématémèses plus ou moins abondantes et du mélœna qui aideront à faire le diagnostic de l'ulcération.

Un amaigrissement rapide et excessif sera aussi un symptôme de probabilité, en faveur d'une lésion pancréatique. Sans doute, la tuberculose ulcéreuse de l'intestin amène un état d'émaciation très prononcé, mais l'amaigrissement dû à une altération du pancréas sera toujours plus rapide, plus excessif. Il aura d'autant plus de valeur qu'il s'accompagnera de mélanodermie, de pigmentation anormale de la peau.

Quand elle sera constatée, la glycosurie aura une importance extrême ; elle permettra de porter un diagnostic presque certain. Malheureusement, elle est inconstante. Elle devra être systématiquement recherchée, surtout quand les symptômes précédents auront éveillé l'attention vers une localisation tuberculeuse dans le pancréas.

Les vomissements graisseux, la lipurie et surtout la stéarrhée aideront beaucoup au diagnostic.

Enfin, on pourra essayer l'épreuve du Salol. Les recherches de Nencki et de Sahli semblent avoir démontré que, dans le duodénum, sous l'influence du suc pancréatique, le salol se décompose en acide phénique et acide salicylique ; ce dernier pouvant être facilement décelé dans l'urine au moyen du perchlorure de fer. Lorsque le pancréas est devenu insuffisant, le dédoublement ne se produirait plus.

Le *traitement* de la tuberculose pancréatique sera celui des autres manifestations tuberculeuses : aération, alimentation appropriée, surtout lait et peptones ; éviter, dans une certaine mesure, les substances grasses, qui par suite de l'insuffisance de la glande ne peuvent plus être digérées.

Enfin, contre la diarrhée et la douleur, les opiacés seront indiqués.

Il est évident que, même dans les cas où la tuberculose pancréatique serait la localisation initiale et exclusive de l'infection bacillaire, et que le diagnostic précis pourrait en être fait, on ne saurait songer à extirper l'organe. A ce point de vue, l'observation de Sendler ne peut entraîner la conviction.

OBSERVATIONS

Observation I (Personnelle et inédite).

Tuberculose infiltrée du pancréas avec caverne.

Fl... Victorine, 42 ans, entre le 21 novembre 1898 à l'hôpital de la Charité, dans le service de M. le Pr Desplats, salle Saint-Louis, n° 14.

Antécédents héréditaires. — Père mort à 60 ans d'une maladie du cœur; mère vivante bien portante.

A eu 10 frères et sœurs dont 7 sont morts en bas âge.

Antécédents personnels. — A toujours été délicate; bronchites fréquentes pendant son enfance; rougeole à 6 ans.

Mariée deux fois. Le premier mari est mort de tuberculose pulmonaire après un an et demi de maladie.

Le second mari vit et jouit d'une bonne santé.

A eu 10 enfants dont 4 sont morts en bas âge. Ceux qui vivent, quoique chétifs, seraient habituellement bien portants.

La malade tousse depuis deux ans; au début de la maladie, hémoptysies assez fréquentes; amaigrissement rapide surtout depuis quelques mois. Sueurs nocturnes. Expectoration purulente.

A son entrée à l'hôpital, la malade présente une maigreur excessive, vraiment squelettique; les téguments offrent sur toute la surface du corps une teinte bistrée, accentuée surtout à la face.

Toux peu fréquente. Expectoration purulente abondante, contenant de très nombreux bacilles de Koch.

L'appétit est conservé. La malade se plaint de douleur, au niveau de l'épigastre, correspondant à un point douloureux vertébral et s'irradiant parfois jusque dans les membres inférieurs. Cette douleur est continue mais s'accompagne de paroxysmes extrêmement intenses qui arrachent des cris à la malade; la pression l'exagère.

Diarrhée profuse; le nombre des selles varie chaque jour entre vingt et trente; selles liquides, séreuses contenant parfois des traces de sang.

La fièvre vespérale oscille entre 38° et 38°,5.

A l'examen des poumons, on trouve une infiltration totale à droite et à gauche, avec grosses excavations aux deux sommets.

Le ventre est légèrement ballonné, douloureux dans sa totalité. Il est difficile de déprimer la paroi abdominale en raison de cette sensibilité. On sent néanmoins, au niveau de l'épigastre, vers la région pylorique, sous le rebord du foie, une plaque dure, résistante, située dans le plan profond. Pas d'ascite.

Le diagnostic porté est celui de tuberculose pulmonaire très avancée avec tuberculose péritonéo-intestinale.

Les jours qui suivent, la cachexie s'accuse de plus en plus; diarrhée incoercible; néanmoins l'appétit reste bon jusqu'à la fin. Vers les derniers jours, accidents laryngés.

Mort le 31 décembre.

Autopsie faite 40 heures environ après la mort. — Cadavre squelettique.

Cavité thoracique. — Après enlèvement du plastron costo-sternal, nous constatons qu'il existe une symphyse pleurale totale à droite; nous sommes obligés de sculpter le poumon pour l'enlever; à gauche, tuberculose pleurale avec fausses membranes.

Poumons. — Infiltration dans toute la hauteur des 2 poumons, à droite et à gauche. Aux sommets, cavernes nombreuses, variant comme volume de la grosseur d'un pois à celle d'une pomme.

Cœur. — 170 grammes, petit, flasque, pas de lésions artificielles.

Aorte. — Souple, normale.

Cavité abdominale. — *Foie.* — 870 grammes, petit, pas de périhépatite, pas de tuberculose, dur à la coupe, présentant des signes de sclérose diffuse.

Rate. — 100 grammes, pas de péri-splénite, pas de tubercules apparentes.

Reins. — Droit 105 grammes, gauche 100 grammes, paraissent normaux.

Dans l'épaisseur du mésentère, on voit des ganglions nombreux, très augmentés de volume, isolés, ou agglomérés en amas du volume d'une noix ; plus abondants au niveau de la région cæcale. Ces ganglions, à la carpe, sont en partie caséifiés.

Dans le méso-appendice existe également deux ou trois de ces ganglions, gros comme un pois.

Le péritoine, au niveau du gros intestin principalement, présente un aspect dépoli, mais on ne trouve pas de tubercules.

L'intestin grêle, ouvert suivant sa longueur, présente une infection vasculaire assez prononcée.

Près de son extrémité inférieure, on remarque quelques ulcérations, de petites dimensions, non confluentes. A 80 centimètres environ de son abouchement au cæcum existe un diverticule de Meckel, large de 8 à 9 centimètres, de la grosseur d'un pouce et présentant à son extrémité libre une petite ulcération tuberculeuse.

Le gros intestin offre une tuberculose ulcéreuse très accentuée. Dans tout le côlon ascendant, plus abondantes dans la région cæcale, existent des ulcérations à bords déchiquetés, à fond grisâtre d'où se détachent des points jaunâtres qui ne sont autre chose que des tubercules. Ces ulcérations sont les unes, isolées, mais pour la plupart sont confluentes, formant des groupements polycycliques.

Il existe un épaississement des parois intestinales de presque tout le côlon ascendant.

Sur le côlon transverse et le côlon descendant des lésions, beaucoup moins nombreuses, moins avancées, mais nettement caractéristiques.

Le *pancréas* présente une consistance très dure. Hypertrophie assez considérable (poids 165 grammes), longueur 18 centimètres, hauteur au niveau de la tête 6 centimètres.

Lésions de sclérose diffuse. Gros tubercules caséeux de la grosseur d'un mil disséminés dans toute l'épaisseur du parenchyme, plus abondants au niveau de la tête.

A 5 centimètres environ de la tête, dans sa partie antérieure, existe une saillie du volume d'une noisette, fluctuante. A la section, il s'écoule un liquide purulent, et on tombe dans une cavité irrégulière, à parois anfractueuses de la grosseur d'une petite noix, occupant presque toute l'épaisseur de l'organe.

Cette cavité n'est séparée de la surface extérieure de la glande que par une mince lamelle d'aspect conjonctif. Aux alentours de cette cavité, on voit un certain nombre de tubercules blanchâtres du volume d'un millimètre.

Une mince épaisseur de tissu sépare cette caverne du canal de Wirsung; elle ne semble pas avoir de rapports directs avec celui-ci ; malgré un examen très attentif, on ne trouve pas de communication entre les canaux excréteurs et la caverne.

Examen microscopique par M. Danel. — Des coupes ont été pratiquées après durcissement dans l'alcool et inclusion dans la celloïdine sur un fragment de paroi de caverne. Les coupes ont été colorées à l'hémalun.

La bordure de la coupe du côté de la cavité présente un liseré de tissu nécrosé que le colorant n'a teint que d'une manière diffuse. Au delà de cette zone, on trouve les lobules de la glande qui paraissent déformés, comprimés. Cependant les noyaux des éléments sont bien colorés et les cellules ne paraissent pas malades. Le tissu conjonctif qui sépare les lobules glandulaires est fibrillaire, parsemé de nombreuses cellules fixes et parcouru par un grand nombre de vaisseaux sanguins et lymphatiques, ces derniers reconnaissables à la forme étoilée de leur section. On ne note nulle part d'infiltration embryonnaire, en particulier le long des plus gros vaisseaux des espaces conjonctifs. Ces espaces sont seulement plus larges qu'à l'état normal et dans plusieurs points, il y a tendance manifeste à la production d'un tissu fibreux de sclérose ; les faisceaux conjonctifs y sont plus serrés et les noyaux cellulaires y sont beaucoup plus rares.

Non loin de la bordure nécrosée dont il vient d'être question, on trouvait sur le fragment destiné à être coupé un petit point blanchâtre de un millimètre environ de diamètre et ressemblant macroscopiquement à un tubercule semé dans le voisinage de la cavernule. Au microscope, et dès les premières coupes, cette masse apparaît comme un amas en voie de nécrobiose, avec une cavité centrale, et du sein duquel on trouve de gros noyaux qui simulent au faible grossissement des cellules géantes restées vivantes, comme il est assez fréquent d'en trouver au milieu du tissu dégénéré. Mais en tenant compte de la topographie et en examinant les coupes à un fort grossissement, on voit qu'il s'agit de noyaux uniques, qui ont conservé en quelques points un volumineux groupement qui rappelle de loin la disposition en lobules. On ne trouve pas de cellules géantes, même en dehors de la zone en voie de nécrobiose.

La recherche des bacilles n'a pu être faite. En somme, il semble possible d'interpréter les faits observés en admettant que le petit tubercule situé en dehors de la cavernule aurait pris naissance dans le voisinage du canal excréteur d'un lobule glandulaire et aurait détruit progressivement la plus grande partie de ce lobule. Il n'a pas été possible de rencontrer de follicules tuberculeux avoisinant les vaisseaux.

Observation II (Personnelle et inédite).

Tuberculose pancréatique infiltrée avec caverne.

Homme, 45 ans, entré en août 1896, à l'hôpital de la Charité, dans le service de M. le Pr Desplats, et ayant présenté les symptômes ordinaires de tuberculose intestinale avec tuberculose pulmonaire.

Diarrhée incoercible; cachexie extrême.

En outre, douleurs très vives, continues avec paroxysmes au niveau de l'épigastre.

Pas de vomissements.

Mort dans le marasme.

Autopsie le 26 octobre 1896. — Cadavre squelettique. Commencement de putréfaction.

Cavité thoracique. — Symphyse pleurale ancienne généralisée.

Les *poumons* présentent des nodules tuberculeux disséminés très nombreux, mais il n'existe pas de masses caséeuses volumineuses. Foyers de ramollissement peu prononcés.

Anthracosis très accentué.

Il existe en outre des lésions très manifestes d'emphysème pulmonaire avec sclérose.

Cœur. — Petit, mou, friable, sans lésions d'orifices.

Abdomen. — Pas d'ascite.

Foie. — Petit, lisse, décoloré, gris paille, pas de périhépatite, pas de tubercules, poids 1,300 grammes.

Pas de calculs biliaires.

Rate. — Retractée, molle, pas de tubercules.

Reins. — Un peu atrophiés. Droit pèse 130 grammes, gauche 125 grammes.

Capsule légèrement adhérente. La surface des reins est lisse. Le parenchyme est ferme, sans trace de sclérose.

Péritonite adhésive, localisée, ancienne, fixant l'orifice pylorique à la face inférieure du foie.

L'*estomac* est un peu dilaté. On l'incise suivant sa petite courbure; au niveau de sa face postérieure, à égale distance de la grande et de la petite courbure, à la jonction de la grosse et de la petite tubérosité, on trouve une ulcération arrondie, à bords assez nettement découpés. Cette ulcération a entamé toutes les tuniques et en détachant les adhérences, on provoque une perforation.

La séreuse péritonéale au même niveau est épaissie; des tractus scléreux faisaient adhérer la paroi postérieure de l'estomac au pancréas.

Au voisinage de cette ulcération et dans l'épaisseur de la muqueuse il existe des nodules grisâtres. Quelques-uns sont situés sur le parcours des vaisseaux.

A la face externe des anses intestinales, on voit des traînées blanchâtres qui ne sont autres que des chylifères. Le gros intestin présente des ulcérations tuberculeuses caractéristiques, abondantes surtout dans toute la hauteur du côlon ascendant.

Les ganglions mésentériques sont caséeux, quoique peu augmentés de volume.

Le *pancréas* pèse 100 grammes, mesure 11 centimètres de longueur. Consistance très dure, lésions de sclérose très prononcées.

A la coupe, au niveau de la tête, on tombe sur une cavité du volume d'un gros pois ayant un contenu puriforme. Cette cavité est anfractueuse, ses parois présentent des nodules caséeux du volume d'un millimètre.

Dans toute son épaisseur, le pancréas présente les mêmes nodules caséeux. Ceux-ci semblent plus abondants au niveau de la tête et de la partie moyenne qui en sont farcies.

Examen microscopique par M. Danel. — Durcissement dans l'alcool. Coloration des coupes à l'hémalun et au picro-carmin.

Ces coupes sont faites sur un fragment comprenant une petite caverne du volume d'une tête d'épingle. Il n'y a rien de spécial à noter dans l'examen microscopique des parois de cette caverne dont on trouve des lambeaux flottant au milieu de la lumière centrale. Cette cavernule est isolée de tous côtés au sein d'un tissu conjonctif dense, fibreux, à faisceaux serrés, à noyaux cellulaires rares. Ce tissu est assez vasculaire. Les lobules glandulaires, sur toute l'étendue des coupes, sont isolés par une large bande rosée, de tissu connectif, ayant le même aspect scléreux. Ces lobules sont petits, mais leurs éléments prennent bien la substance colorante et ils ne paraissent pas déformés. Ils sont seulement entourés de tous côtés de cette large bande dont il vient d'être question. Ce qui paraît dominer, ce sont ces lésions de la gangue interstitielle. L'aspect est celui d'une pancréatite scléreuse interlobulaire. Cependant, grâce à la double coloration, on voit nettement les mêmes faisceaux pénétrer dans certains lobules avec les mêmes caractères de tissu adulte. D'autres lobules sont envahis par une infiltration embryonnaire intense, en amas et en traînées. On peut en conclure que ces lobules sont destinés à être atteints aussi par le même processus de sclérose.

En quelques points, à la périphérie des lobules glandulaires, on rencontre des amas en voie de dégénérescence, colorés en violet pâle. Pas de cellules géantes en ces points, sauf peut-être un corps allongé, situé tout contre un lobule et présentant une zone plus foncée, périphérique, en fer à cheval, ressemblant à une couronne de noyaux.

Nous avons cherché inutilement ailleurs des productions semblables.

L'examen des bacilles de Koch a été négatif.

Ce qui est surtout remarquable sur les coupes, c'est la part prise par le tissu connectif interstitiel et constituant une sclérose généralisée qui devient même en un certain nombre d'endroits intra-lobulaire.

Observation III

Pallier. — *Tuberculose disséminée du pancréas.*

V... Louis, 22 ans. Entre à l'Hôtel-Dieu, dans le service de M. Lancereaux le 7 avril 1892. Depuis 2 ans environ, le malade tousse et maigrit.

A son entrée à l'hôpital, on constate de la submatité aux deux sommets en arrière. A gauche, à la base, perte de l'élasticité. Râles humides aux deux sommets, plus accusés à gauche. Gros frottements à la base gauche.

Légère élévation thermique vespérale.

Les jours suivants, fièvre élevée, oscille vers 39° ; diarrhée. Cachexie progressive. Puis apparition des signes caverneux aux deux sommets. Expectoration purulente.

Le malade se plaint en outre de douleurs abdominales très violentes, qui lui arrachent des cris continuels.

Vers les derniers jours hémoptysie assez considérable. Phlegmation alba dolens double.

Les urines, examinées à plusieurs reprises, n'ont jamais contenu de sucre.

Autopsie. — Cadavre squelettique. Pas de changement de coloration de la peau, ni des muqueuses.

Tuberculose pulmonaire très avancée ; grosses cavernes, aux deux sommets, entourées de granulations miliaires. Lymphyse pleurale totale à droite et à gauche.

Cœur petit, sans lésions d'orifices.

Foie normal. Rate diffluente.

L'intestin présente des ulcérations tuberculeuses nombreuses, autour desquelles se voient des granulations miliaires.

Les ganglions du mésentère, ainsi que ceux des épiploons, du voisinage du pancréas et de la colonne vertébrale sont notablement hypertrophiés et sont farcis de granulations tuberculeuses.

Le *pancréas* est considérablement augmenté de volume, surtout au niveau de la tête qui mesure 7 centimètres verticalement et 4 centimètres d'avant en arrière.

Sa surface est irrégulière et la palpation fait sentir dans l'épaisseur de la glande des nodosités fusiformes multiples. La partie moyenne et la queue de l'organe présentent également de nombreux tubercules. Sur une coupe, on constate que les masses indurées, perçues à la palpation, sont formées de masses caséeuses plus ou moins volumineuses et situées dans le tissu conjonctif interlobulaire. Le microscope permet de reconnaître que les tubercules ne font que refouler le parenchyme glandulaire sans l'altérer.

L'examen bactériologique y fait reconnaître la présence du bacille de la tuberculose.

Observation IV

Bouillaud. — *In archives générales de médecine,* 1823, t. II, p. 198.

Femme, 38 ans, entrée à l'hôpital pour ictère ; morte dans le marasme le plus complet.

A l'*autopsie*, ascite assez abondante ; la vésicule biliaire était dilatée au point d'égaler le volume de la tête d'un enfant et contenait une centaine de calculs biliaires.

Une masse tuberculeuse considérable occupait la partie inférieure du foie et une portion du pancréas, comprimant les conduits hépatique, cystique et cholédoque ainsi que le tronc de la veine porte.

Observation V

Harles, cité par Aran. — *Archiv. gén. médecine,* 1846, t. VI.

Femme, 30 ans, enceinte de 8 mois. Se plaignait de dyspnée, de rapports avec excrétions de matières glaireuses, de malaises et d'envie de vomir ; sentiment de pression à la région épigastrique ; tympanie et diarrhée aqueuse ; lassitude dans tous les membres ; fréquents accès de toux, pouls fébrile, peau sèche, visage jaune et contracté, urines rares et sédimenteuses. Dégoût pour les aliments. L'excrétion du liquide filant et salivaire fit soupçonner une affection du pancréas. Après l'accouchement, les phénomènes qui s'étaient précédemment amendés reparurent avec plus d'intensité : salivation abondante, douleur d'estomac, sensation de pesanteur à l'épigastre, diarrhée séreuse colliquative. Morte dans le marasme.

A l'*autopsie*, l'estomac et les intestins offraient les traces d'une assez vive inflammation.

Le *pancréas* présentait de petits tubercules, appréciables au toucher et dont quelques-uns se trahissaient par une légère élévation. Dans l'intervalle de ces tubercules, la substance était entièrement ramollie et se laissait déchirer avec la plus grande facilité. Ces tubercules étaient d'une dureté cartilagineuse et présentaient une ressemblance parfaite avec les tubercules qu'on rencontre dans les poumons des phtisiques.

Observation VI

Aran. — *Arch. gén de méd.*, 1846, t. XII, p. 61.

Femme, 25 ans. Entre le 21 juillet 1846, à l'hôpital de la Charité.

Quatre ans auparavant, elle aurait ressenti à la base de la poitrine et dans le dos des douleurs extrêmement vives qu'elle qualifie de rhumatismales. Leur acuité était telle qu'il était impossible à la malade de dormir sur le dos ou de se coucher sur le côté droit; elle se tenait constamment inclinée vers le côté gauche. Ces douleurs étaient continuelles et se faisaient sentir jusque entre les épaules. Traitement par les bains de vapeur; disparition de ces douleurs au bout de 2 mois.

Depuis un an, la malade accuse des indispositions fréquentes, caractérisées par un sentiment général de fatigue et de brisement, des maux de cœur et des vomissements bilieux durant 5 ou 6 heures et apparaissant sans motif. Pas de fièvre.

En même temps, cette femme remarque que sa peau, naturellement blanche, commençait à jaunir. Cette coloration jaune safranée envahit successivement le pourtour des lèvres et des yeux, le cou, puis le tronc et les membres. Avec le temps, cette teinte se fonça ; en outre, il y a cinq ou six mois, apparition de petites taches brunes qui s'étendaient peu à peu et tranchaient sur la couleur jaune.

La malade continuait à travailler comme à son ordinaire, quand, il y a trois mois et demi, les accidents prirent une intensité extraordinaire: douleurs atroces dans le dos et à l'estomac;

anorexie, dévoiement, pas de vomissements. Ces douleurs étaient exagérées par le poids des vêtements ; la malade parvenait parfois à se soulager en se couchant sur le ventre et en appuyant fortement la région épigastrique contre un oreiller.

Amaigrissement notable. Bronchites hivernales ; depuis 3 ans, hémoptysies intermittentes.

A son entrée à l'hôpital, on constate que la peau de la malade présente sur toute la surface du corps une coloration anormale se rapprochant de celle des mulâtres. Cette teinte n'est pas uniforme : sur la teinte bronzée générale, se détachent sur certains points, particulièrement aux membres, dans le sens de l'extension, et sur la face postérieure du cou, des taches de grandeur variable et d'une coloration brun noirâtre.

La conjonctive est parfaitement blanche, mais le rebord des paupières et des lèvres sont d'un brun foncé.

L'appétit est conservé. Un peu de douleur à la région épigastrique, surtout au niveau de l'hypocondre droit, exagérée par la pression.

A l'auscultation, poumons normaux. Le 28 juillet, sans cause apparente, malaise ; anorexie ; vomissements bilieux abondants ; douleur vive à la région épigastrique ; pouls fréquent à 100 et misérable.

Le lendemain et le surlendemain, l'état générale continue à empirer. Vomissements bilieux incessants ; douleur très vive exagérée par la pression à la région épigastrique. Pas de diarrhée, pouls petit et dépressible. Mort le 31 juillet.

Autopsie. — Cadavre offrant les traces d'un amaigrissement très rapide ; teinte générale de la peau exactement semblable à ce qu'elle était pendant la vie.

La dissection fait reconnaître que le tégument externe n'est nulle part épaissi et que la coloration anormale est due à une augmentation du pigment renfermé normalement dans le tissu de Malpighi.

La muqueuse des lèvres, du bord des paupières, des grandes lèvres était d'un violet noirâtre.

Au moment où l'on détacha l'estomac pour l'examiner et dans le voisinage du cardia, on vit s'écouler environ deux ou trois cuillerées d'un pus épais, blanc jaunâtre et granuleux ; par une dissection attentive, on s'assura que l'estomac qui avait contracté des adhérences en arrière avec le pancréas, au niveau du cardia, n'avait aucun rapport avec l'abcès ; de même de l'aorte et du rein gauche.

Les gangloins cœliaques les plus superficiels étaient augmentés de volume, ramollis et infiltrés de matière noire. Les ganglions les plus voisins du *pancréas* étaient gros comme de petites noix et remplis de matière tuberculeuse, caséeuse et granulée.

Le *pancréas,* d'un volume presque normal, renfermait, au niveau de la queue, un abcès capable de loger un petit œuf de poule. Sa cavité contenait du pus granuleux ; elle était tapissée par une membrane organisée, grisâtre, épaisse de deux centimètres, à demi cartilagineuse. Dans l'épaisseur de cette membrane et au-dehors d'elle, se trouvaient de nombreux tubercules ramollis, dont quelques-uns avaient le volume d'une aveline. Autour de cet abcès, le tissu du pancréas était refoulé et comme atrophié.

La moitié droite ou tête n'avait pas souffert ; cependant, elle présentait une coloration rouge foncé.

Le canal pancréatique était reconnaissable dans toute son étendue ; il contribuait à former le plancher de l'abcès et n'était ni oblitéré ni distendu.

Le foie ne présentait pas de tubercules.

La rate renfermait deux tubercules crétacés de la grosseur d'un petit pois.

L'estomac offrait les traces d'une violente inflammation, des plaques d'une injection ponctuée extrêmement abondante, surtout au niveau du pylore. La muqueuse paraissait un peu épaissie.

Sur le duodénum, existaient les traces d'une inflammation qui allait peu à peu en s'affaiblissant, jusque dans l'intestin grêle, où il n'existait plus de traces.

Poumon droit sain. Poumon gauche congestionné à la base

et présentant dans le lobe supérieur une granulation demi-transparente et deux petits tubercules crétacés de la grosseur d'un grain de chènevis.

Observation VII

Sandras. — *Revue Médicale franç. et étrang*, 1848, p. 279.

Femme, 30 ans; depuis un mois, malaises et lassitude dans les membres. Il y a trois jours, a été prise subitement, après un repas, de vomissements et de douleurs vives dans les membres et à la surface du tronc.

Cette douleur, plus accusée au niveau de l'épigastre, était exagérée par la pression. Irradiations douloureuses dans les membres.

Diarrhée séreuse; selles involontaires.

Nausées continuelles; efforts fréquents de vomissements réveillant et exaspérant toutes les douleurs.

Soif ardente. Céphalalgie intense.

Langne sèche et rouge. Pouls misérable, petit et fréquent.

On pense à un empoisonnement.

Comme traitement, boissons abondantes acidulées; applications de sangsues à l'épigastre. Lavements émollients; application sur le ventre de flanelle chaude.

Mort huit jours après.

A l'**autopsie**, on trouve vers l'extrémité splénique du *pancréas* une portion de la glande creusée dans une profondeur de un demi-centimètre environ et une étendue de 2 centimètres de diamètre. Toute cette partie était souillée par du pus jaunâtre semi-fluide.

Le tissu environnant était sain. Vers l'angle que forme le pancréas, au sommet il devient transversal pour se porter à droite, il y avait un tubercule parfaitement limité, dont la substance était analogue à de la matière sébacée, le reste de l'organe n'offrant aucune altération.

Les ganglions mésentériques étaient calcifiés.

L'estomac et l'intestin ne présentaient aucune trace d'inflammation.

La rate, le foie et les reins étaient normaux ; aucune trace de tuberculisation.

Le poumon gauche présentait quelques tubercules caséeux du volume d'un pois.

En outre, au poignet droit, au niveau des tendons des extenseurs existaient plusieurs nodosités remplies d'un pus jaunâtre, semi-liquide ou de consistance molle.

Observation VIII

Barlow. — *British Medical Journal*, 1875, p. 685.

Il s'agit d'une petite fille de deux ans, de souche très nettement tuberculeuse, et ayant eu une rougeole à la suite de laquelle sa santé était restée mauvaise.

A l'autopsie, les poumons furent trouvés parsemés de tubercules miliaires ; il existait des granulations tuberculeuses dans les reins et des nodules sur le péritoine.

Le *pancréas*, sain en apparence, était entouré de ganglions malades. L'examen microscopique le montra évidemment altéré ; entre les lobules et autour des vaisseaux existaient des proliférations cellulaires. Les éléments glandulaires étaient granuleux.

Observation IX

Morache. — *Bulletin de la Société anatomique de Bordeaux*, 1881, p. 199.

Homme, 22 ans, mort après un mois de maladie caractérisée par une pleurésie droite, peu franche et une aggravation ininterrompue de l'état général.

L'**autopsie** montre des lésions tuberculeuses plus ou moins avancées des plèvres des poumons, des méninges, du péritoine et une hypertrophie des ganglions mésentériques sans noyaux tuberculeux.

Le *pancréas* de ce sujet est manifestement hypertrophié. Il mesure 19 centimètres et pèse 122 grammes, alors que d'ordinaire il en mesure 15 et pèse 70 grammes.

Sa consistance, de beaucoup supérieure à celle d'un pancréas normal, atteint celle que donne le tissu fibreux. Coupé transversalement à son axe sur différents points, il ne présente pas d'altérations macroscopiques; on n'y trouve ni tumeurs d'aucune sorte, ni calculs; le canal central ne semble pas altéré.

L'examen histologique pratiqué par le Dr Arnozan montre un développement exagéré des petits tractus inter-acineux, les grosses travées conjonctives de la glande présentant leurs dimensions et leur structure normales.

Sur certains points, ces petits tractus inter-acineux présentent une épaisseur double de celle qu'ils présentent ordinairement, écartant très fortement les acini dont les limites deviennent ainsi très distinctes. Ce tissu conjonctif ainsi développé ne paraît pas contenir de cellules embryonnaires.

Les canaux ont leur diamètre normal et présentent leurs caractères histologiques habituels.

En résumé, on se trouve en présence d'un développement anormal du tissu conjonctif inter-acineux, c'est une véritable cirrhose hypertrophique.

Observation X

Arnozan. Article « Pancréas » du *Dict. encyc. des Sc. médicales*.

Une jeune négresse de 16 à 17 ans meurt après avoir présenté de l'ascite, de la diarrhée et des phénomènes vulgaires de phtisie pulmonaire.

A l'*autopsie*, le péritoine contient une quantité énorme de liquide louche. Une masse considérable de ganglions tuberculeux remplit l'abdomen, les uns caséeux et durs, les autres ramollis. Elle comprend tous les ganglions du hile du foie, du mésentère, de l'épiploon gastro-hépatique, de la région lombaire, du bord supérieur du pancréas.

Le foie et les reins sont farcis de tubercules miliaires. L'intestin a des ulcérations tuberculeuses. Le péritoine est couvert de granulations.

Les poumons adhérents au diaphragme contiennent des tubercules ramollis.

Le *pancréas*, petit et dur, resserré entre la masse ganglionnaire sus-indiquée, est intact en apparence. En le coupant en tranches fines perpendiculairement au conduit, on trouve sur la moitié gauche un tubercule caséeux gros comme un pois, situé sur le canal même qu'il n'oblitère pas.

A l'examen microscopique, on trouve en outre des nodules caséeux extrêmement petits, entourés d'un semis de cellules embryonnaires éparses au milieu des cellules pancréatiques.

Observation XI

Sendler. — *Deutsche Zeitschr. f. Chir.*, XLIV (3-4).

Femme, 54 ans, atteinte depuis neuf mois de troubles gastriques avec amaigrissement extrême.

A l'examen, au niveau de l'épigastre, tumeur dure, bosselée. Pas de troubles dans le chimisme stomacal.

On porte le diagnostic de néoplasie maligne du pancréas.

Après laparatomie, on trouve que la tête du pancréas est le siège d'une tumeur grosse comme une noix. On extirpe le pancréas et aussi quelques ganglions lymphatiques tuméfiés, derrière l'estomac.

La malade quittait le service deux mois après, complètement guérie.

L'examen histologique de la tumeur, pratiqué par le Pr Thoma, montra qu'il s'agissait d'un lymphome tuberculeux de la tête du pancréas.

Nous devons ajouter que la malade ne présentait aucune autre manifestation tuberculeuse.

CONCLUSIONS

I. — L'infection tuberculeuse agit sur le pancréas suivant deux modalités bien distinctes :

1° Les bacilles de Koch, se fixant directement sur les éléments cellulaires de l'organe, produisent des lésions histologiquement spécifiques, néoformations nodulaires ou caséeuses, où l'on peut déceler leur présence : *Pancréatites bacillaires*, ou *tuberculeuses vraies ;*

2° Le plus fréquemment, ils n'interviennent que par leurs toxines et produits d'élaboration et produisent alors, au niveau des tissus parenchymateux et interstitiels, des lésions histologiquement non spécifiques, sans bacilles de Koch, principalement des lésions de sclérose, péri-artérielles, péri-canaliculaires et péri-lobulaires : *Pancréatites scléreuses para-tuberculeuses.*

II. — L'étude expérimentale et la clinique s'accordent à reconnaître la rareté des pancréatites bacillaires et la résistance toute spéciale du pancréas à l'égard du bacille de Koch.

Le pancréas doit, sans doute, cette immunité relative vis-à-vis de l'infection bacillaire à des propriétés encore peu connues de ses produits d'élaboration.

III. — Rarement primitive, la tuberculose pancréatique s'observe généralement chez des malades déjà porteurs de lésions tuberculeuses pulmonaires, intestinales ou péritonéales.

IV. — L'infection bacillaire de l'organe se fait, soit par la voie circulatoire, soit par la voie canaliculaire ou encore par propagation d'une tuberculose des ganglions lymphatiques voisins.

Dans le premier cas, le plus fréquent, on observe une infiltration tuberculeuse de toute la glande; les deux autres modes d'infection produisent, surtout, une tuberculose à forme massive ou cavitaire.

V. — La tuberculose pancréatique se manifeste cliniquement, à une certaine période de son évolution, par un ensemble de symptômes qui relèvent de l'insuffisance pancréatique : troubles de la digestion et de l'assimilation, rarement glycosurie; par un amaigrissement rapide et excessif; par une douleur à type spécial et une mélanodermie dues à des lésions irritatives du plexus solaire.

VI. — Son évolution est lente et progressive.

BIBLIOGRAPHIE

ANCELET. — Étude historique et critique sur les fonctions et les maladies du pancréas. *Thèse,* Paris, 1852.

— Essai analytique sur l'anatomie pathologique du pancréas. Paris, 1856.

— Étude sur les maladies du pancréas. *Gaz. méd.*, Lyon, 1864.

ARAN, — Observations d'abcès tuberculeux du pancréas. *Arch. gén. de médecine,* 1846, p, 61.

ARNOZAN. — Article « Pancréas » du *Dict. encyclop. Sc. méd.*

BARLOW. — Tubercules du pancréas chez un enfant de deux ans. *British med. journ.,* 27 nov. 1885.

BARRIER. — Traité des maladies de l'enfance. 3e édit., Paris, 1861, p. 219.

BÉCOURT. — Maladies du pancréas. *Thèse,* Strasbourg, 1830.

BERLYN. — Beobachtung einer Phtisis pancreatica. *Med. Cor. Bl. rhein. und Westphal. Aerzte.* Bonn, 1842, 321-329.

BRUEN. — Specimens from a e case of tuberculous disease of the pancreas. *Polyclin. phila.,* 1885, III, p. 7.

CARNOT (M.-P.). — Sclérose tuberculeuse du pancréas. *Acad. des Sciences,* 20 déc. 1897.

— Communicat. *Soc. de Biologie.* Séance du 26 février 1898.

— Pathogénie des pancréatites. *Thèse,* Paris, 1898, n° 213.

— Maladies du pancréas ; in *Traité de méd. et thérapeut.,* t. V (en collaboration avec Richardière).

CHARRIN. — Sclérose du pancréas dans la tuberculose. Comptes rendus. *Soc. biol.*, 1898, t. V, p. 875.

DEGUY. — Les pancréatites. *Journal des praticiens*, t. XII, 1898, p. 585.

EMMERT. — *Journal complémentaire*, t. V, p. 226.

FAUCONNEAU-DEFRESNE. — Essai de pancréatologie. *Union médicale*. Paris, 1847, I, 2, 6, 26, 33.

FRIEDREICH. — In Ziemmen's Handbuch der speciell. Pathologie und Therapie, Leipzig, Bd VIII, p. 288.

GLATIGNY. — *Ancien journal*, t. VII, p. 38.

HARLES. — Ueber die Krankeiten des Pancreas mil besonderer Beruchsichtigung der Phtisis pancreatica und mit einleitenden Bemerkungen ueber Schwindsuchten überhaupt. Nürnberg, 1812.

KLIPPEL. — Le pancréas infectieux. *Arch. gén. méd.*, 1897, t. II, p. 536-54.

KUDREWETZKI. — Sur la tuberculose du pancréas. *Su Prager Zeitschr. für Heilkunde*, t. XIII, 1891, p. 101.

LANCEREAUX. — Traité des maladies du foie et du pancréas. Paris, 1899, p. 831-835.

LANDSBERG. — Krankeiten des Pancreas. *J. d. pract. Heilk.*, Berlin, 1840, t. XCI, p. 49-79.

LUCKE et KLEBS. — *Archiv. Virchow*, t. XXX.

MARTLAND. — Tubercles of the liver and pancreas. *Edinb. M. and S. Journal*, 1825, XXIV, p. 73.

MOLLIÈRE. — Article « Pancréas » du *Dict. de méd. et chir. pratiq.*

MONDIÈRE. — Maladies du pancréas. *Arch. gén. méd.*, 1836, t. XII, p. 145-147.

MORACHE. — Hypertrophie du pancréas chez un tuberculeux, *Bull. soc. anat.*, Bordeaux, 1881.

MOYSE (D.). — Étude historique et critique sur les fonctions et les maladies du pancréas. *Thèse*, Paris, 1852.

OPPOLZER. — Ueber Krankeiten des Pancreas. *Wien med. Witmschr.*, 1867, t. XVII, p. 5-21.

Otto (M.). — Ueber Thymus und Pankreastuberculose *Mitt. a. d. Humb. Staatskrankenaust,* 1898, II, 29-34.

Oser (L.). — Die Erkrankrungen des Pancreas. Wien, 1898.

Pallier. — Tuberculose du pancréas. *Thèse,* Paris, 1892.

Recklinghausen. — *Archiv. Virchow,* t. XXX.

Richardière. — Maladies du pancréas, in *Traité de médecine et thérapeutique,* t. V (en collaboration avec Carnot).

Reynaud. — *Arch. gén. méd.,* t. XXV, p. 165.

Sandras. — Observation de tubercules dans le pancréas. *Revue médic. franç. et ét.* Paris, 1848, p. 279-293.

Sendler. — *Deutsche Zeitschr. f. Chir.,* XLIV (3-4) et *Semaine médicale,* 1897, t. 72.

Varnier. — *Ancien journal,* t. III, p. 9

TABLE DES MATIÈRES

CHARTRES. — IMPRIMERIE DURAND, RUE FULBERT.

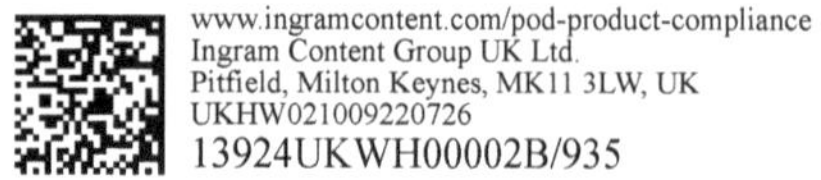
www.ingramcontent.com/pod-product-compliance
Ingram Content Group UK Ltd.
Pitfield, Milton Keynes, MK11 3LW, UK
UKHW021009220726
13924UKWH00002B/935

9 782019 289041